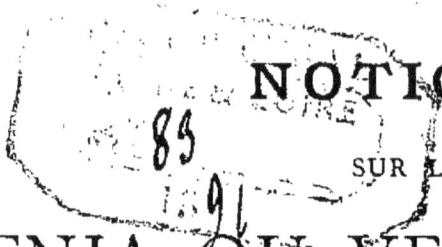

NOTIONS

SUR LE

TÆNIA OU VER SOLITAIRE

Indications sur le traitement à suivre

POUR OBTENIR

SA DESTRUCTION INFAILLIBLE & IMMÉDIATE

PAR LE

TÆNIFUGE VOSGIEN

A BASE D'EXTRAIT DE FOUGÈRE MALE

Par L. SICARD

Pharmacien de 1re classe de l'Ecole Supérieure de Paris (Lauréat)

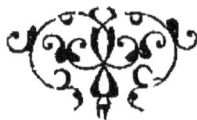

MACON

PROTAT FRÈRES, IMPRIMEURS

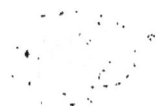

NOTIONS

SUR LE

TÆNIA OU VER SOLITAIRE

Indications sur le traitement à suivre

POUR OBTENIR

SA DESTRUCTION INFAILLIBLE & IMMÉDIATE

PAR LE

TÆNIFUGE VOSGIEN

A BASE D'EXTRAIT DE FOUGÈRE MALE

Par L. SICARD

Pharmacien de 1re classe de l'Ecole Supérieure de Paris (Lauréat)

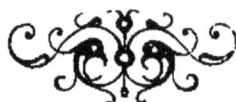

MACON

PROTAT FRÈRES, IMPRIMEURS

NOTIONS SUR LE TÆNIA

ou

VER SOLITAIRE

~~~~~~~~~

CONSIDÉRATIONS GÉNÉRALES

Outre les vers de petite dimension que l'on rencontre fréquemment chez l'homme et surtout chez l'enfant, tels que le lombric terrestre, l'oxyure vermiculaire, il en est d'autres, d'une longueur assez considérable, qui se trouvent souvent dans l'intestin et qui affectent la forme de rubans :

Parmi ceux-ci, il y en a trois principaux :

1° Le *Ver solitaire* proprement dit : *Tænia solium* ou *Tænia armé*.

2° Le *Tænia inerme*, *Tænia mediocanellata*, *Tænia non armé*.

3° Le *Tænia large* ou *Botriocéphale*.

Ces parasites de l'homme présentent entre eux les caractères communs suivants :

Ils sont plats ; d'une blancheur opaline, dépourvus de bouche, d'anus et de tube digestif.

Leur corps est formé d'une suite d'articles ou anneaux distincts et sexués, que l'on a nommés *Cucurbitains* à cause de leur ressemblance avec les grains de courge ou de potiron, plante de la famille des cucurbitacées.

Étant d'une consistance molle, ils se déchirent avec facilité et leurs anneaux se séparent de même.

A leur extrémité antérieure, ils se trouvent rétrécis en un cou long de quelques centimètres. Celui-ci a la grosseur d'un fil à coudre et présente, en arrière, des rides transversales qui deviennent plus larges à mesure que l'on s'éloigne de la tête et finissent par devenir les *Articles ou Anneaux*.

La tête est placée à l'extrémité la plus mince du corps, c'est-à-dire du cou : son volume est très petit.

Chaque anneau ou article est un animal complet, c'est-à-dire pourvu d'organes génitaux mâle et femelle, et peut se féconder lui-même. Ce sont ces anneaux qui, remplis d'œufs, sont rendus par les malades soit pendant l'évacuation des matières fécales, soit pendant leur intervalle. (Il y a une exception pour l'un de ces vers qui pond directement ses œufs dans l'intestin.) Leur largeur ne dépasse pas deux centimètres.

La longueur est généralement de trois ou quatre mètres, mais elle peut atteindre, surtout chez le *Tænia inerme*, quinze, vingt, jusqu'à trente mètres, et même davantage.

Ils sont improprement appelés *Vers solitaires*, car le même individu peut posséder plusieurs

Tænias. Le cas se présente souvent, et l'on en a trouvé dans l'intestin deux, trois et même cinq à la fois.

Ces parasites habitent l'intestin grêle, à la partie supérieure duquel ils s'attachent au moyen de leurs crochets ou de leurs ventouses : ils remontent parfois jusque dans l'estomac.

On les trouve dans l'Europe entière, chez l'homme, la femme, à tous les âges : un enfant de 10 mois en a rendu plusieurs mètres de longueur. Ils se rencontrent surtout chez l'adulte.

Depuis une vingtaine d'années ils se sont beaucoup propagés en France et en Europe. Il est aujourd'hui reconnu que la cause en est due à l'usage de la viande de bœuf ou de porc, crue ou saignante. L'infection du bœuf se fait par l'herbe broutée dans les prairies, où les engrais humains sont très employés, et par l'eau qui charrie les œufs se trouvant dans les déjections des personnes de plus en plus nombreuses qui ont le *Tænia* ou

Ver solitaire. Quant au porc, il mange *les Cucurbitains* ou *Anneaux* contenus dans les matières fécales déposées dehors dans les campagnes, et se remplit de *Cysticerques* ou *germes de Tænia*.

Lorsque la viande de ces animaux dont les organes sont envahis par les germes de *Tænia* est mangée crue ou peu cuite, ces *Cysticerques* ou *Vers microscopiques* qui arrivent dans l'intestin de l'homme s'y développent et deviennent des *Tænias*.

Les personnes qui se nourrissent donc de viande crue ou saignante, de viande fumée, jambon, bœuf salé, etc., sont exposées à avoir le *Ver solitaire*.

Une autre cause est l'emploi comme boisson d'eau non filtrée provenant de fontaines, de rivières, et contenant des *Cysticerques* ou *germes de Tænia*.

D'après les derniers travaux du savant professeur Laboulbène, il a été constaté que le *Tænia inerme* s'est propagé d'une façon considérable (les 2/3 de la population en sont atteints), tandis que le *Tænia solium* ou *Ver à tête armée* est devenu de plus en plus rare. Ce fait remarquable est dû à la diversité d'origine de ces deux vers.

Les *Cysticerques* ou germe du premier nous viennent, comme nous l'avons dit, de la viande de bœuf ou de veau, tandis que les *Cysticerques* du second ou *Grains de Ladrerie* se trouvent dans celle du porc domestique. Les règlements administratifs sont rigoureusement appliqués pour le porc : toute viande ou chair musculaire de porc reconnue *Ladre*, c'est-à-dire atteinte de germes *de Tænia*, est exclue de l'alimentation : de là résulte cette disparition de *Tænia solium* ou *armé*. Il a été reconnu que la proportion était, il y a quelques années, de un *Tænia armé* pour quinze, vingt *Tænias inermes* ; il est à supposer qu'aujourd'hui cette proportion n'est plus que de un *Tænia armé* pour cinquante, soixante et même cent *Tænias inermes.*

L'abondance croissante du *Tænia inerme* provenant du bœuf s'explique facilement par l'habitude très répandue de manger les viandes crues ou peu cuites. Et cependant, quand on veut constater la présence des *Cysticerques* ou germes de ce *Tænia* si répandus dans la viande de boucherie, on ne les aperçoit pas. Ces germes n'ont été signalés qu'en Algérie, en Abyssinie, en Syrie et dans les Indes. Personne, jusqu'ici, n'a vu le cysticerque du bœuf, ni en Angleterre, ni en France, où cependant on devrait facilement le trouver.

1° DU TÆNIA OU VER SOLITAIRE PROPREMENT DIT : — Le *Tænia armé* se présente, ainsi que nous l'avons vu, et de même que les autres, sous la forme d'un corps blanchâtre aplati et articulé. Sa tête est pourvue de crochets au nombre de trente-cinq, disposés en double couronne, et de quatre suçoirs avec lesquels l'animal se fixe aux parois de l'intestin grêle, à la muqueuse duquel il s'attache. Elle est peu visible et formée

par un renflement en forme de poire, de un milli-
mètre de largeur, et marquée de un ou plusieurs
points noirs ; elle est un peu moins grosse que
celle du *Tænia inerme*. Le cou très mince est très
allongé.

Ses articles ou anneaux sont plus longs que
larges. On le rencontre surtout en Espagne, en
Portugal et en Angleterre ; peu souvent en
France où il devient très rare, comme nous
l'avons vu en indiquant le motif de sa disparition.

Il mesure quatre, six, douze et quinze mètres :
le *Tænia inerme* peut atteindre une longueur beaucoup plus considérable.

2° TÆNIA INERME OU TÆNIA MÉDIOCANELLATA. —
La tête du *Tænia non armé* est un peu plus volumineuse que celle du *Tænia solium* : elle est termi-
née par une petite ventouse et en porte quatre sur
les côtés : elle n'est pas munie de crochets. Ce
ver est fréquent en France, en Allemagne, en
Hollande et dans la Suisse occidentale.

Sa présence dans l'intestin présente les mêmes dangers que celle du *Tænia solium*.

3° TÆNIA LARGE OU BOTRIOCÉPHALE. — Celui-ci se distingue assez facilement des deux autres par sa couleur jaunâtre, sa tête allongée et pourvue de deux fossettes sur les côtés : le cou est un peu plus court ; ses articles ou anneaux sont plus larges que longs ; de plus, ceux-ci sont toujours expulsés en nombre considérable.

Il est beaucoup moins répandu que le *Tænia* ordinaire. On l'observe chez les habitants des côtes, chez les riverains de quelques lacs et fleuves ; il domine en Suisse, en Finlande, en Russie et en Pologne, et se trouve communément en Suède et en Hollande. On le rencontre également ment dans quelques parties de la France.

Le *Tænia large* présente les mêmes symptômes de maladie que les autres, quelquefois avec plus d'intensité. Sa longueur ne dépasse pas 7 ou 8 mètres. Il ne se communique pas à l'homme de la même façon que les autres tænias.

OBSERVATION. — Ces vers, qu'il est très difficile de distinguer l'un de l'autre sans le secours du microscope, sont appelés, dans le langage courant « *Tænia* ou *Ver solitaire.* » Ils se comportent du reste tous de même façon dans l'intestin de l'homme, et notre traitement s'applique également à ces trois parasites. Nous les comprendrons donc indistinctement sous le nom général de *Tænia* où *Ver solitaire* ».

SYMPTOMES DE LA PRÉSENCE DU TÆNIA DANS LE
CORPS DE L'HOMME :
SES INCONVÉNIENTS ET SES DANGERS

Bien que la présence du *Tænia* dans l'intestin ne présente pas un danger absolu, elle peut entraîner des conséquences graves. Lorsqu'il séjourne longtemps dans le corps, il affaiblit considérablement ceux qui en sont atteints. Il se produit des désordres importants du côté des fonctions de nutrition et du côté du système nerveux. A la longue, il peut survenir des accidents qui ont la mort pour conséquence.

Les troubles que l'on observe du côté des voies digestives sont les suivants : fétidité de l'haleine, aigreurs de la bouche et de l'estomac, chatouillement à la gorge, échauffement, pesanteur, embarras du ventre, douleurs sourdes, coliques, tiraillements dans l'abdomen qui est souvent ballonné et éprouve la sensation d'un corps qui remonte à l'estomac. Il survient parfois de la diarrhée à laquelle succède de la constipation. L'appétit devient capricieux et irrégulier, il est quelquefois augmenté, parfois exagéré, mais souvent il diminue. Toutefois, il n'est pas insatiable ; c'est une exception, car c'est généralement le contraire qui se produit ; dans la plupart des cas il n'est pas modifié.

Il y a presque toujours amaigrissement ; il peut

se faire cependant que l'embonpoint se conserve. On éprouve souvent de vives démangeaisons au nez et à l'anus, enfin, des douleurs dans le creux de l'estomac et dans d'autres parties du corps.

Les accidents nerveux qui peuvent résulter de la présence du *Tænia* dans l'intestin sont : pesanteur de tête, lassitude générale, pâleur du visage qui devient jaunâtre. La face est boursouflée, les yeux cernés, la pupille dilatée : bourdonnements d'oreilles, étourdissements, vertiges, surtout en se levant, palpitations, crampes, convulsions, principalement chez les enfants, et même, syncopes pouvant aller jusqu'à l'*Épilepsie;* bouffées de chaleur et malaise qui envahit le corps entier, troubles de la vue et de l'intelligence, tendance aux idées noires. En général, le *Ver solitaire* agit surtout en provoquant des excitations permanentes sur les filaments nerveux du grand sympathique et du pneumo-gastrique aboutissant à l'intestin. Quelquefois le malade n'éprouve qu'un ou deux

de ces symptômes, d'autres fois il en éprouve
plusieurs en même temps.

Mais, la plupart du temps, la présence du *Tænia*
dans l'intestin n'est annoncée par aucun symp-
tôme, et la santé des personnes qui en sont
atteintes ne se trouve nullement altérée ; souvent
elles n'en sont même pas incommodées, et, si elles
ne rendaient pas des anneaux ou des fragments de
vers, elles ne sauraient pas qu'elles ont le *Tænia*.
Cependant, comme ces vers qui sont dépourvus
de bouche, se nourrissent par *intussusception*, par
endosmose, c'est-à-dire par l'absorption des matières
digérées de l'estomac, qui s'opère sur toute la longueur de leur corps, on comprend que ce travail,
ayant lieu sur une étendue de plusieurs mètres,
finisse par déterminer chez les personnes qui sont
atteintes de *Tænia*, les symptômes dont nous avons
parlé, et leur fasse éprouver à la longue un dépé-
rissement capable de mettre par la suite leur vie
en danger. En résumé, la présence du *Tænia* dans

le corps, surtout si elle est prolongée, occasionne
toujours des désordres qui peuvent devenir exces-
sivement sérieux. Les maladies nombreuses qu'elle
peut occasionner finissent par présenter un carac-
tère de gravité très grand et par déterminer les
plus terribles conséquences.

A QUEL SIGNE RECONNAIT-ON LA PRÉSENCE RÉELLE DU TÆNIA ?

Il n'est pas de signe absolument certain de la
présence du *Ver solitaire* dans le corps. La seule et
véritable indication de son existence dans l'intestin est la sortie de quelques *anneaux* ou *Cucurbitains*. En dehors de ce cas, on peut soupçonner sa
présence par l'ensemble des symptômes que nous
avons énoncés plus haut, mais le départ de fragments plus ou moins longs que les malades
expulsent, établit seul, d'une façon certaine, que
l'on est atteint du *Tænia*. Toutefois, comme
toutes les personnes qui le possèdent finissent par

rendre dans leurs selles des fragments de ver
(quand les œufs des *Cucurbitains* sont mûrs et que
les anneaux se détachent), en prenant la précaution d'examiner les matières rendues, on arrive à
reconnaître dans celles-ci quelques-uns de ces
fragments, et, par suite, à constater que le ver
existe réellement dans l'intestin. On peut cependant le posséder longtemps sans qu'il y ait perte
d'anneaux, et, de plus, ceux-ci peuvent être expulsés sans qu'on les trouve. Dans ce cas, ce sont les
symptômes dont nous avons parlé qui peuvent
faire soupçonner la présence du ver lors même
que l'on ne perd ou que l'on ne trouve pas
d'anneaux; car, au bout d'un certain temps, on
remarque toujours une altération des facultés
intellectuelles, un changement d'humeur, de
l'hypocondrie, de la mélancolie, etc., etc.

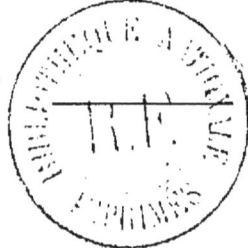

DES DIVERS TÆNIFUGES ET DE LEURS INCONVÉNIENTS

Les remèdes contre le *Ver solitaire* employés jusqu'ici présentent de nombreux inconvénients. Ces médicaments sont le *Kousso*, le *Saoria*, le *Kamala*, etc., qui sont des plantes d'*Abyssinie;* les semences de *citrouille*, l'*écorce de grenadier*, etc. Outre que leur effet est incertain, que leur administration détermine souvent des *vomissements*, de la *diarrhée*, des *coliques,* et parfois des *accidents plus graves*, ces substances ont un goût et une odeur des plus désagréables ; pour les absorber, il est nécessaire de boire beaucoup de liquide ; souvent ils sont d'une amertume repoussante qui les rend difficiles à avaler. La veille, il faut jeûner ; le matin, on doit prendre une masse volumineuse, soit de poudre, soit de liquide, qui soulève l'estomac et que celui-ci garde difficilement. Comme il faut toujours, pour compléter la médication, prendre de l'huile de ricin en assez forte dose et que celle-ci répugne à un grand nombre de personnes, on comprend facilement que presque toujours l'estomac déjà fatigué par le remède rejette à la fois le médicament et le purgatif. Il faut alors recommencer pour avoir les mêmes résultats. On fatigue inutilement le malade pour obtenir toujours les mêmes effets négatifs.

DE LA FOUGÈRE MALE COMME TÆNIFUGE : DE SES AVANTAGES ET DE SON EFFET CERTAIN

D'après Soubeiran, la fougère mâle est un de nos meilleurs vermifuges. Pour que l'effet en soit certain, il faut, dit-il, se servir de racines nouvelles et convenablement récoltées. Ses propriétés tænicides sont démontrées par une expérience séculaire et c'est un moyen à conserver d'autant plus que les doses auxquelles on administre le médicament épargnent aux malades le dégoût attaché à l'emploi des autres Tænifuges. Les succès obtenus au moyen de ce remède prouvent son efficacité ; son emploi n'est pas suivi d'accidents, et l'on peut sans inconvénient le renouveler à plusieurs reprises.

Les docteurs Jaccoud et Dujardin-Beaumetz ont reconnu que la meilleure préparation pour obtenir l'expulsion du Tænia est l'extrait éthéré de Fougère mâle qui donne d'excellents résultats ; que cette substance n'occasionne aucun malaise, et qu'après son absorption le Ver est rendu presque de suite avec *la tête*.

DU TÆNIFUGE VOSGIEN

Le *Tænifuge vosgien*, préparé avec les rhizômes verts de la grande Fougère des Vosges et d'après les travaux les plus récents des savants qui se sont occupés spécialement du *Tænia*, amène toujours la destruction du ver solitaire. Sa composition, conforme aux dernières données de la science, constitue un médicament parfait.

Les perfectionnements apportés à sa préparation font du *Tænifuge vosgien* un produit tout particulier dont on ne retrouve les qualités et la sûreté d'effet dans aucun autre Tænifuge.

Outre que son efficacité est absolue, il peut, grâce au petit volume sous lequel il est présenté, être pris avec la plus grande facilité même par les enfants et par les personnes les plus délicates. Il n'a aucun mauvais goût, et n'exige pas de préparation préalable ; en effet, il n'est pas nécessaire de jeûner la veille et, après son administration, on ne doit recourir ni aux lavements, ni aux purgatifs.

N'occasionnant aucun mal, il ne détermine ni vomissements, ni coliques, ni d'autres accidents. Chacun peut prendre le *Tænifuge vosgien* qui, d'un effet certain, est cependant des plus inoffensifs. Après une heure ou deux, le malade rendra le ver en entier, c'est-à-dire avec la tête, sans éprouver ni coliques ni douleurs d'aucune sorte.

Donc un des principaux avantages du *Tænifuge vosgien* est de ne faire aucun mal. Il arrive souvent que des personnes croyant avoir le ver solitaire, mais n'en étant pas certaines, hésitent avec raison à prendre un remède, de crainte que celui-ci ne détermine chez elles des accidents dans le cas où elles ne possèderaient pas le Tænia. Le *Tænifuge vosgien* étant, comme nous l'avons dit, tout à fait inoffensif, peut être pris impunément quand bien même on n'aurait pas le *Tænia* : il agit dans ce cas comme un purgatif très doux.

MODE D'EMPLOI DU TÆNIFUGE VOSGIEN

C'est le matin à jeun que doit se prendre le *Tænifuge vosgien*. Le malade prendra à l'aide d'un peu d'eau simple ou d'eau sucrée d'abord quatre des capsules ovoïdes contenues dans le flacon. Dix minutes après avoir pris celles-ci, il en prendra quatre autres ; enfin, les quatre dernières dix minutes après. Une demi-heure environ après avoir pris la dernière pilule, le malade boira le tiers d'un verre d'eau légèrement sucrée dans lequel on aura versé deux ou trois cuillerées d'eau-de-vie et auquel on aura ajouté une ou deux tranches de citron.

Une heure ou deux après, sans que l'on éprouve ni douleurs, ni coliques, sans que l'on soit obligé de prendre aucun purgatif, aucun lavement, le *Tænia* sera rendu dans son entier ; quel que soit le ver que l'on possède et lors même que l'on en aurait plusieurs, le résultat est le même.

Généralement il tombe roulé en boule, c'est-à-dire d'un seul bloc ; s'il arrivait qu'il ne se déta chât que par fragments, il ne faudrait pas exercer de traction sur lui, car on pourrait le rompre et la tête resterait accrochée à l'intestin. Or on sait que le *Tænia* rendu sans la tête se reforme après deux ou trois mois ; il est donc très important de con- stater que la tête a été expulsée.

Il sera bon, pendant l'opération, de préparer un vase avec de l'eau chaude pour recevoir les évacuations, afin de pouvoir examiner si l'on trouve la tête, c'est-à-dire un petit point rond situé à l'extrémité la plus mince du corps.

Il vaudra mieux, en attendant que le médicament produise son effet, ne pas se tenir au lit, mais se promener un peu dans la chambre.

On pourra encore avoir la précaution de prendre la veille un peu moins de nourriture qu'à l'ordinaire. Si par hasard, après avoir pris le *Tænifuge vosgien*, on éprouvait quelques nausées, il faudrait sucer une tranche d'orange ou de citron. Le jour où l'on prendra le *Tænifuge vosgien*, il conviendra, après l'expulsion du ver, de ne prendre qu'une alimentation légère.

Le *Tænifuge vosgien* pour enfants se compose de quinze petites capsules que l'on administrera selon l'âge et en suivant les indications suivantes :

De quatre ans à six ans, dix capsules.

De six ans à huit ans, douze capsules.

De huit ans à treize ans, quinze capsules.

Pour de plus amples explications, nous nous mettons à la disposition de toutes les personnes qui nous écrirons en joignant à leur lettre un timbre pour réponse.

PRIX DU TÆNIFUGE VOSGIEN

La dose pour adulte : DIX FRANCS.
La dose pour enfant : SIX FRANCS.
Pour l'Etranger, DOUZE FRANCS.

Envoi franco par la poste contre mandat.

La poste n'accepte pas les envois contre remboursement.
Ceux-ci, qui sont faits par les Compagnies de chemin de fer
sont très onéreux. Nous prions les personnes, pour s'éviter
des frais de port, de joindre à leur lettre un mandat-poste.

Dépôt général pour la France et l'Etranger

A LA PHARMACIE CENTRALE DE SEINE-ET-OISE

SICARD

Pharmacien de 1re classe de l'Ecole Supérieure de Paris

A SOISY-SOUS-ETIOLLES (près Paris)

Nota. — Le succès toujours croissant du *Tænifuge vosgien* et sa supériorité sur tous les autres tænifuges sont dus :

A l'extrême facilité avec laquelle on peut prendre le médicament ;

A son efficacité certaine ;

A ce qu'il n'est jamais rejeté par l'estomac ;

A ce qu'il n'exige aucune préparation ni avant ni après ;

A ce qu'il n'occasionne aucun mal et peut être pris sans inconvénient par tous et quand même on n'aurait pas le Ver solitaire ;

A ce qu'il répond absolument aux plus récentes données de la science.

Afin d'éviter avec soin les contrefaçons toujours dangereuses, il faut exiger comme garantie le nom *Tænifuge vosgien*, la marque déposée et la signature : *L. SICARD*, *pharmacien de 1re classe*.

CAPSULES TONIQUES

ET RECONSTITUANTES

A la Kola d'Afrique peptonisée

Préparées par **SICARD**, pharmacien de 1re classe

Un des produits les plus remarquables dont s'est enrichie la matière médicale dans ces dernières années, est la *Noix de Kola* (Sterculia acuminata). Celle-ci, par sa composition (*Tannin*, *Caféine*, *Théobromine*), jouit d'une action extraordinaire comme réparateur des forces et se place au premier rang des reconstituants. L'expérience a démontré, et les médecins l'ont constaté, que ce produit est le meilleur et le plus *puissant des Toniques actuellement connus*. De beaucoup supérieure aux meilleurs quinquinas, elle donne à l'homme un surcroît de forces qui lui permet de réagir contre les malaises et les faiblesses. La Kola modère pendant longtemps les exigences de la faim et rend ceux qui en font usage propres à supporter sans fatigue les marches et les travaux prolongés. Le docteur Cunéo, médecin en chef de la marine, l'a expérimentée avec grand succès à l'Hôpital de Toulon, où elle a produit des résultats surprenants.

Pour relever les forces des personnes affaiblies, maladives, débilitées ou convalescentes, l'extrait de *Noix de Kola* possède une action véritablement merveilleuse qu'augmente encore l'action nutritive de la *Peptone*. Ces deux substances contenues dans nos capsules, constituent un *médicament souverain*. Celles-ci, d'une action absolument certaine, très faciles à prendre, combattent toujours avec succès l'anémie, la chlorose, les pertes blanches, le manque d'appétit, les mauvaises digestions, et toutes les maladies de l'estomac et de l'intestin. Elles se recommandent spécialement aux personnes qui ont été atteintes du Tænia. Grâce à leur composition, les désordres occasionnés par le ver solitaire sont vite effacés, leur action réparatrice fait promptement disparaître toute trace d'affaiblissement, d'épuisement et d'autres ravages occasionnés par sa présence plus ou moins prolongée dans l'intestin.

Elles agissent rapidement dans la Tuberculose, les scrofules, le diabète.

Par la puissance de leurs effets, elles écartent les dangers qui menacent la poitrine, et surtout la *Phtisie*, fortifient le tempérament, enrichissent le sang. Par leur emploi, l'activité et la force se développent rapidement, les organes fonctionnent mieux ; la fraîcheur du teint se manifeste et la constitution devient parfaite.

Leurs propriétés éminemment toniques et reconstituantes les ont fait adopter par un grand nombre de médecins qui les prescrivent journellement et en obtiennent toujours les meilleurs résultats.

MODE D'EMPLOI

Pour adultes : Quatre capsules par jour, deux une demi-heure avant les deux principaux repas.

Pour enfants : Donner moitié de la dose.

Prix de la dose pour un traitement de quinze jours :

CINQ FRANCS

Envoi franco contre un mandat postal.

A LA PHARMACIE CENTRALE DE SEINE-ET-OISE

SICARD

pharmacien de 1ʳᵉ classe

A SOISY-SOUS-ETIOLLES (SEINE-ET-OISE)

Eviter les contrefaçons en exigeant sur le flacon le nom « *Capsules à la Kola d'Afrique peptonisée* », la marque déposée et la signature.

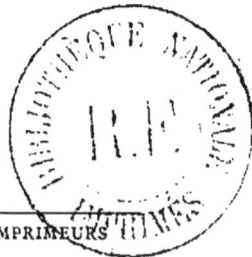

MACON, PROTAT FRERES, IMPRIMEURS

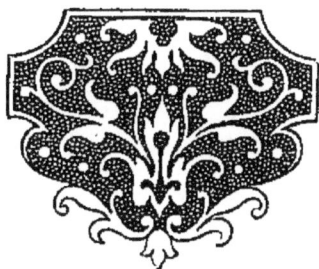

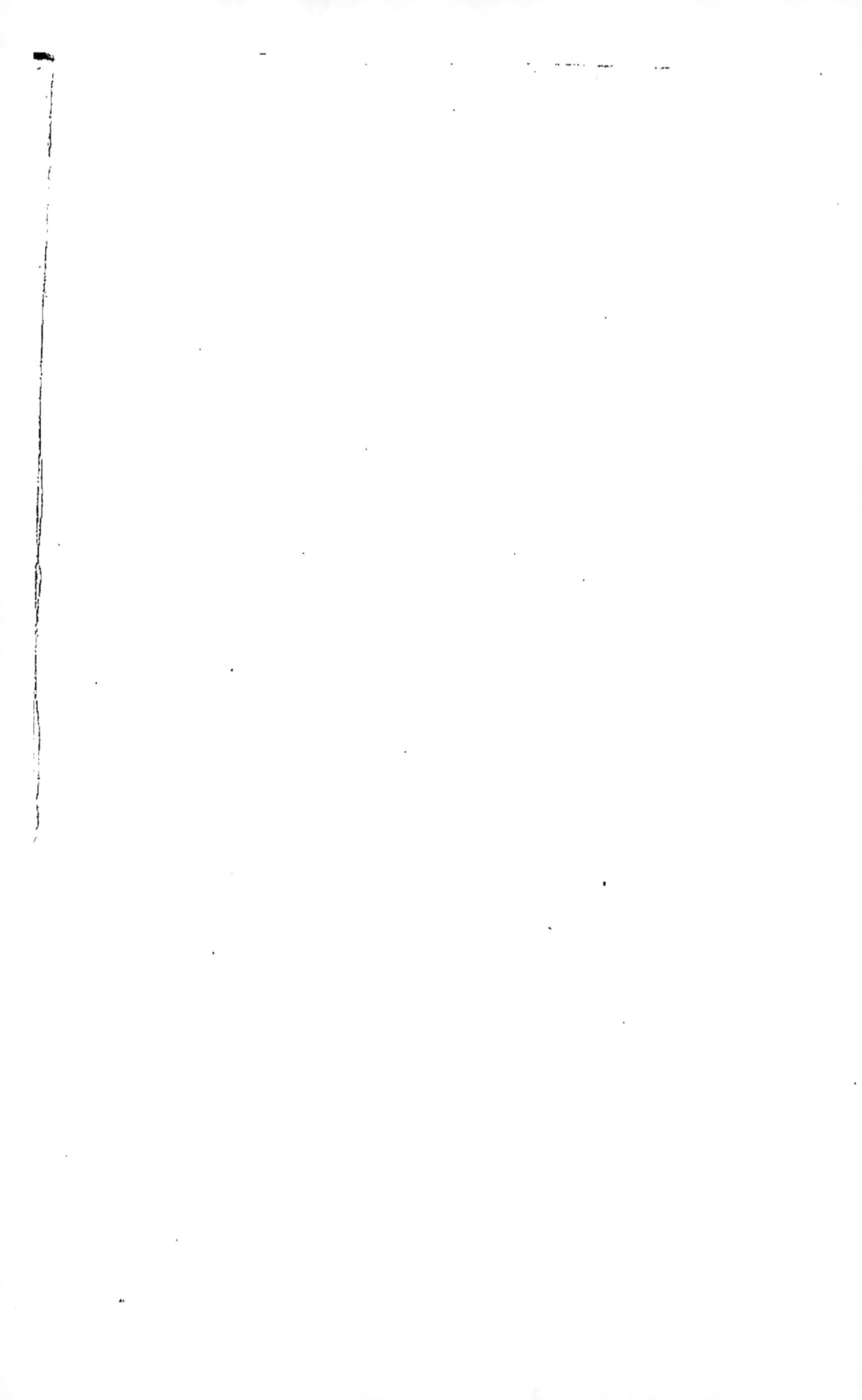

www.ingramcontent.com/pod-product-compliance
Lightning Source LLC
Chambersburg PA
CBHW060509210326
41520CB00015B/4155